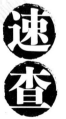

中医速查宝典系列

主编／郭长青　刘乃刚　张丽萍

# 经外奇穴

# 速查

中国科学技术出版社
·北京·

图书在版编目（CIP）数据

经外奇穴速查 / 郭长青，刘乃刚，张丽萍主编 . —北京：中国科学技术
出版社，2020.8

ISBN 978-7-5046-8703-6

Ⅰ . ①经… Ⅱ . ①郭… ②刘… ③张… Ⅲ . ①奇穴 Ⅳ . ① R224.2

中国版本图书馆 CIP 数据核字 (2020) 第 114470 号

| 策划编辑 | 焦健姿　韩　翔 |
| --- | --- |
| 责任编辑 | 焦健姿 |
| 装帧设计 | 佳木水轩 |
| 责任印制 | 李晓霖 |

| 出　　版 | 中国科学技术出版社 |
| --- | --- |
| 发　　行 | 中国科学技术出版社有限公司发行部 |
| 地　　址 | 北京市海淀区中关村南大街 16 号 |
| 邮　　编 | 100081 |
| 发行电话 | 010-62173865 |
| 传　　真 | 010-62179148 |
| 网　　址 | http://www.cspbooks.com.cn |

| 开　　本 | 880mm×1230mm　1/64 |
| --- | --- |
| 字　　数 | 31 千字 |
| 印　　张 | 2 |
| 版　　次 | 2020 年 8 月第 1 版 |
| 印　　次 | 2020 年 8 月第 1 次印刷 |
| 印　　刷 | 天津翔远印刷有限公司 |
| 书　　号 | ISBN 978-7-5046-8703-6 / R·2562 |
| 定　　价 | 19.80 元 |

# 编著者名单

主　编　郭长青　刘乃刚　张丽萍

编　者　（以姓氏笔画为序）

马诗凝　车　睿　付达尔丽

付伟涛　李婑恩　肖　红

罗志超　金英利　姜纪铭

姜承昌　费　飞　陶　琳

黄怡然　崔成俊　梁楚西

# 内容提要

　　本书由北京中医药大学针灸推拿学院的专家、教授组织编写，选择了较为常用和疗效较好的经外奇穴，具有较高的学术价值和临床参考价值。本书主要介绍经外奇穴的定位、主治和常见病的治疗，并配以精美的插图，具有简明实用、易学易记、图文并茂的特点。本书适合从事针灸临床、教学、科研的工作人员，以及医学生和广大中医爱好者阅读参考，是一本非常实用的经外奇穴口袋书。

# 前　言

　　经外奇穴在我国有着悠久的历史，最早可见于
《黄帝内经》。经外奇穴由无名有位，到现在的定名
定位；数量由多到少，再由少到多，经历了一个漫
长的发展过程，时至今日，国家标准中保留的经外
奇穴共为 46 个。

　　经外奇穴虽大多不在十四经的循行路线上，但
与经络系统有着密切的关系，其作用发挥仍以经络
为基础，通过经络传导调节经气的异常变化，可改
善血液循环、促进新陈代谢、调节内分泌、提高免
疫力及调节脏腑器官功能，具有绿色安全、疗效好、
操作简便、经济实用的特点。部分奇穴作用较单一，
对疾病的针对性较强，临床使用往往能起到意想不
到的效果。

目前有关经外奇穴的研究十分丰富，且不断有新的发现和报道。为帮助临床工作人员理解和记忆，并更好地运用于实际工作，笔者在前人研究的基础上，结合自身多年的临床经验，编写了本书。书中介绍较为全面，以图文互参形式呈现，生动形象，查阅方便，具有较强的指导意义和实践价值。

编　者

# 目 录

## 第 3 章　胸腹部奇穴

## 第 4 章　项背腰部奇穴

## 第 5 章　上肢部奇穴

# 第 6 章　下肢部奇穴

# 第 1 章　经外奇穴总论

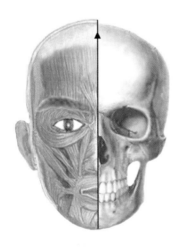

奇穴是指既有固定的名称，又有明确的位置，但尚未归入或不便归入十四经系统的腧穴，又称为"经外奇穴"。经外奇穴数目众多，广泛用于治疗临床各种疾病且疗效显著，在针灸临床治疗中具有重要的作用，是腧穴的重要组成部分。

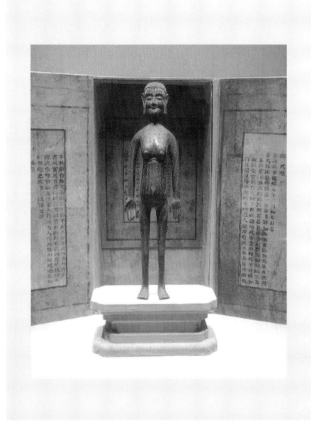

# □ 经外奇穴的历史源流

一般认为，经处奇穴源于《黄帝内经》。《灵枢·刺节其邪》有"尽刺诸阳之奇腧"，首开奇穴之说，并记载了一些所谓的奇穴，如"诸庀丽脉不见刺十指间出血""先头痛及重者，先刺头上及两额两眉间出血""十二谍者……不已刺舌下两脉出血"等，后世医家宗《黄帝内经》之说，发挥其内容，明确提出了奇穴之概念，如《备急千金要方》载奇穴 187 个;《奇效良方》专列奇穴 26 个;《针灸大成》则专列"经外奇穴"一门，载 35 穴，成为后世腧穴分类专分奇穴的第一部专书;《类经

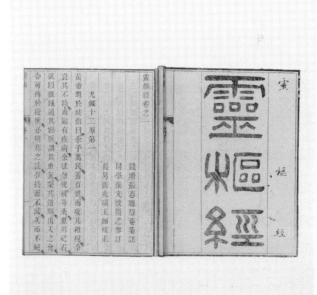

图翼》亦专列"奇俞类集"篇，载 84 穴；《针灸集成》载奇穴 144 穴；杨甲三主编《腧穴学》收载奇穴 76 个。

奇穴由《黄帝内经》中无名有位，到后代定名定位，经历了一个由少到多、再由多到少的过程。由于古代对腧穴认识尚浅，才会有《黄帝内经》奇腧之说，经历代医家不断自发归类、归经，一方面将原有奇穴归入正经，另一方面又发现新的腧穴并入奇穴类，从而不断丰富着腧穴内容。经外奇穴一般都是在阿是穴的基础上发展而来的，其中部分穴位，如膏肓俞、厥阴俞等，后来还补充到十四经穴中，可见经外奇穴本身又是经穴发展的来源。

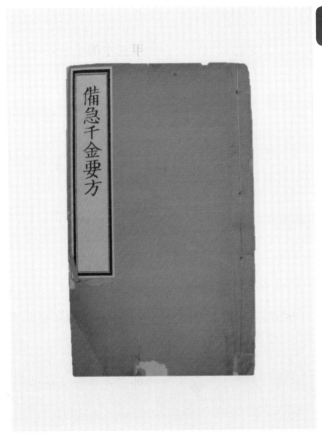

## ❑ 经外奇穴的数量及发展

《黄帝内经》是现存文献中最早记载经外奇穴的典籍。经过几千年的发展，目前有关经外奇穴的研究十分丰富，仅初步统计近 50 年来有关奇穴（包括新穴）的发现和报道，就达 2000 余个，如郝金凯编著的《针灸经外奇穴图谱》及《针灸经外奇穴图谱续集》共载经外奇穴 1595 个；王富春等编写的《新穴奇穴图谱》及《新穴奇穴图谱（第 2 版）》分别汇集了新穴奇穴 808 个及 886 个；刘炎主编的《中华奇穴大成》载经外奇穴约 2200 个。

1990 年发布的《中华人民共和国国家标准经

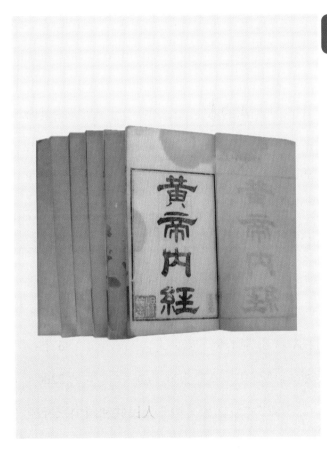

穴部位》中选入四神聪、金津、定喘等48个经外奇穴，2006年中华人民共和国国家质量监督检验检疫总局与中国国家标准化管理委员会发布的最新国家标准《GB/T/12346—2006 腧穴名称与定位》中对此做出了修订：一是删去了经外奇穴中的"膝眼"，二是将"印堂"穴由经外奇穴归至督脉，所以现国家标准中仅保留经外奇穴46个。

第
1
章

## 腧穴分类比较

| 十四经穴 | 经外奇穴 | 阿是穴 |
|---|---|---|
| 有固定名称 | 有固定名称 | 无固定名称 |
| 有固定定位 | 有固定定位 | 无固定定位 |
| 有经脉归属，明显主治规律 | 无经脉归属，主治单纯 | 无经脉归属，无主治规律 |

# □ 经外奇穴的临床应用

经外奇穴的分布比较分散，大多不在十四经循行路线上，但与经络系统仍有一定关系。有的经外奇穴并不专指某一个部位，而是指一组腧穴，如十宣、八邪、八风等。经外奇穴在临床应用上，针对性较强，如四缝治疳积、太阳治目赤等。此外，经外奇穴还被应用于电针、刺络、拔罐、穴位注射、艾灸、推拿等各种治疗手段，其治疗效果确切，应用广泛。

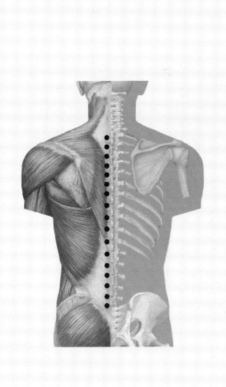

## 1. 内科疾病

如失眠、头痛、面神经麻痹。

## 2. 骨伤科疾病

如急性腰扭伤、落枕。

## 3. 妇儿科疾病

如老年性子宫脱垂、小儿脑瘫。

## 4. 五官科疾病

如眼肌麻痹。

## 5. 皮肤科疾病

如皮肤瘙痒等。

## 6. 其他

如用于外科手术中的针刺麻醉等。

# 第 2 章　头颈部奇穴

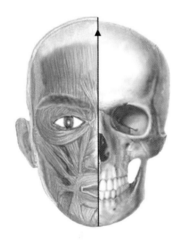

# ◻ 当阳 (Dāngyáng) EX-HN2

【标准定位】在头部，瞳孔直上，前发际上 1 寸（图 2-1）。

【刺灸法】平刺，针尖向上或向下，针 0.3～0.5 寸，局部重胀。

【主治】失眠、健忘、癫痫、头痛、眩晕等。

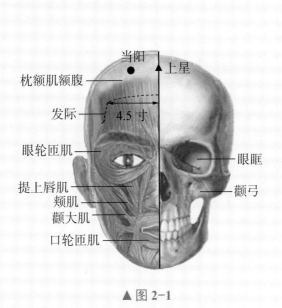

▲ 图 2-1

# □ 耳尖 (Ěrjiān) EX-HN6

【标准定位】在耳区，在外耳轮的最高点（图 2-2）。

【刺灸法】直刺 0.1～0.2 寸，局部疼痛；或用三棱针点刺挤压出血。

【主治】五官科疾病，如急性结膜炎、睑腺炎（麦粒肿）、沙眼。

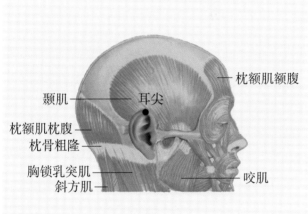

▲ 图 2-2

# □ 海泉 (Hǎiquán) EX-HN11

【标准定位】在口腔内，舌下系带中点处（图 2-3）。

【刺灸法】①直刺 0.1～0.2 寸，局部或整个舌头痛胀。②三棱针点刺出血。

【主治】口舌生疮、呕吐、腹泻、高热神昏、咽喉炎、脑卒中后遗症语言障碍、糖尿病等。

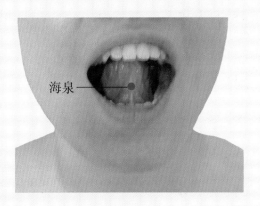

▲图 2-3

# □ 金津 (Jīnjīn) EX-HN12

【标准定位】在口腔内，舌下系带左侧的静脉上（图 2-4）。

【刺灸法】三棱针点刺出血。

【主治】五官科疾病，如口腔炎、咽喉炎、扁桃体炎；其他，如脑血管病后遗症语言障碍、呕吐、腹泻等。

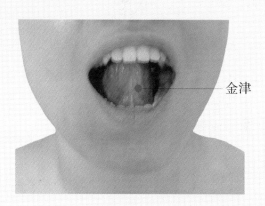

金津

▲图 2-4

# □ 颈百劳 (Jǐngbǎiláo) EX-HN15

【标准定位】在颈部，第 7 颈椎棘突直上 2 寸，后正中线旁开 1 寸（图 2-5）。

【刺灸法】直刺，或向内斜刺 0.5～1.0 寸，针感为局部酸胀。

【主治】呼吸系统疾病，如支气管炎、支气管哮喘、肺结核；其他，如颈椎病等。

第2章

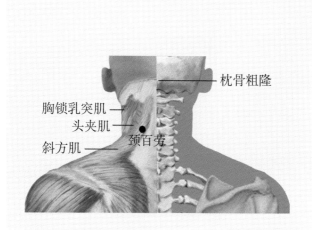

枕骨粗隆

胸锁乳突肌

头夹肌

斜方肌

颈百劳

▲ 图 2–5

## □ 聚泉 (Jùquán) EX-HN10

【标准定位】在口腔内，舌背正中缝的中点处（图 2-6）。

【刺灸法】①直刺 0.1～0.2 寸，局部或整个舌体胀痛。②三棱针点刺出血。

【主治】咳嗽、哮喘、脑卒中后遗症语言障碍等。

第2章

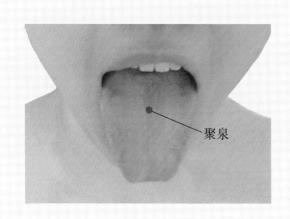

聚泉

▲图 2-6

# □ 内迎香 (Nèiyíngxiāng) EX-HN9

【标准定位】在鼻孔内，当鼻翼软骨与鼻甲交界的黏膜处（图 2-7）。

【刺灸法】①由鼻孔向内直刺 0.1～0.2 寸。②三棱针点刺出血，出血量以 1～2ml 为宜。出血体质的人以及高血压患者忌用。

【主治】五官科系统疾病，如目赤肿痛、鼻炎、咽喉炎；精神神经系统疾病，如头痛、眩晕、急惊风；其他，如中暑。

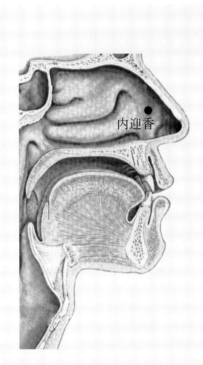

▲图 2-7

# □ 球后 (Qiúhòu) EX–HN7

【标准定位】在面部，眶下缘外 1/4 与内 3/4 交界处（图 2-8）。

【刺灸法】医者左手向上推动眼球固定，右手持针沿眶下缘略向内上方朝视神经方向缓慢刺入 0.5～1.5 寸，整个眼球有酸胀及凸出感。

【主治】五官科疾病，如视神经炎、青光眼、内斜视、虹膜睫状体炎等。

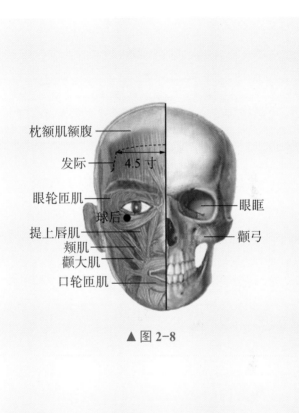

枕额肌额腹 ——

发际 —— 4.5 寸

眼轮匝肌 ——

球后 ●

提上唇肌 ——
颊肌 ——
颧大肌 ——
口轮匝肌 ——

—— 眼眶

—— 颧弓

▲ 图 2-8

# □ 上迎香 (Shàngyíngxiāng) EX-HN8

【标准定位】在面部，鼻翼软骨与鼻甲的交界处，近鼻唇沟上端处（图2-9）。

【刺灸法】针尖向内上方斜刺0.5～0.8寸，局部酸胀，可扩散至鼻额、眼球部。

【主治】五官科疾病，如过敏性鼻炎、鼻窦炎、鼻出血、嗅觉减退等。

第
2
章

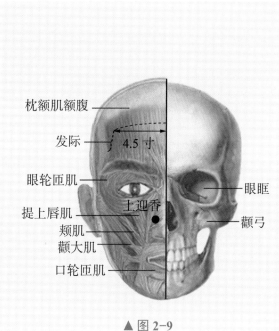

枕额肌额腹

发际    4.5 寸

眼轮匝肌

提上唇肌    上迎香

颊肌

颧大肌

口轮匝肌

眼眶

颧弓

▲ 图 2-9

# □ 四神聪 (Sìshéncōng) EX-HN1

【标准定位】在头部，百会（DU20）前、后、左、右各旁开1寸，共4穴（图2-10）。

【刺灸法】平刺，针尖向百会方向，或向四周进针0.5～0.8寸，局部酸胀。

【主治】失眠、健忘、癫痫、头痛、眩晕、脑积水、大脑发育不全、脑卒中、惊悸等。

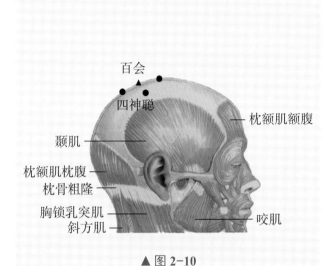

百会

四神聪

枕额肌额腹

颞肌

枕额肌枕腹

枕骨粗隆

胸锁乳突肌

斜方肌

咬肌

▲ 图 2-10

# □ 太阳 (Tàiyáng) EX-HN5

【标准定位】在头部，眉梢与目外眦之间，向后约一横指的凹陷中（图 2-11）。

【刺灸法】①直刺 0.3～0.5 寸，局部酸胀。②三棱针点刺出血。

【主治】失眠、健忘、癫痫、头痛、眩晕、鼻衄、目赤肿痛、三叉神经痛等。

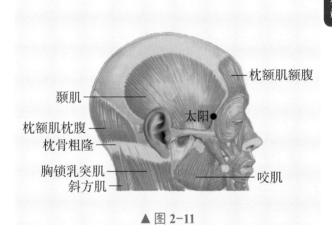

枕额肌额腹

颞肌

枕额肌枕腹

枕骨粗隆

胸锁乳突肌

斜方肌

太阳

咬肌

▲ 图 2-11

# ❑ 翳明 (Yìmíng) EX-HN14

【标准定位】在项部，翳风（SJ17）后 1 寸（图 2-12）。

【刺灸法】直刺 0.5～1.5 寸，局部酸胀，可扩散至半侧头部。

【主治】五官科疾病，如远视、近视、夜盲症、白内障、青光眼、视神经萎缩、耳鸣。

第2章

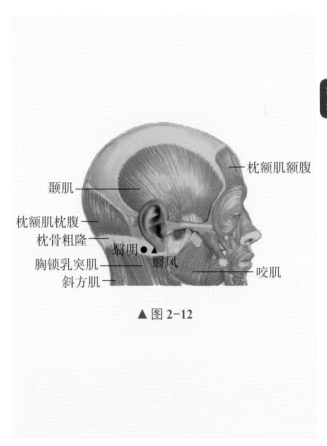

▲ 图 2-12

枕额肌额腹

颞肌

枕额肌枕腹

枕骨粗隆

翳明●▲

翳风

胸锁乳突肌

斜方肌

咬肌

# □ 鱼腰 (Yúyāo) EX–HN4

【标准定位】在额部，瞳孔直上，眉毛中（图 2-13）。

【刺灸法】向前下方斜刺 0.3～0.5 寸，达眶上孔，有触电感传至眼与前额。

【主治】眼睑眴动、口眼㖞斜、眼睑下垂、鼻衄、目赤肿痛、三叉神经痛等。

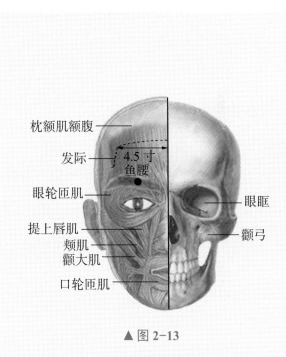

枕额肌额腹————
发际————
4.5 寸
鱼腰
眼轮匝肌————
眼眶
提上唇肌————
颧弓
颊肌————
颧大肌————
口轮匝肌————

▲ 图 2–13

# ❑ 玉液 (Yùyè) EX-HN13

【标准定位】在口腔内，舌下系带右侧的静脉上（图2-14）。

【刺灸法】三棱针点刺出血。

【主治】五官科疾病，如口腔炎、咽喉炎、扁桃体炎；其他，如呕吐、腹泻等。

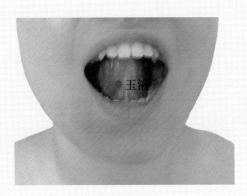

▲ 图 2-14

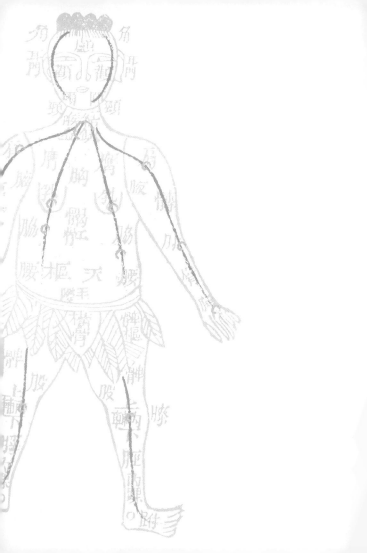

# 第 3 章　胸腹部奇穴

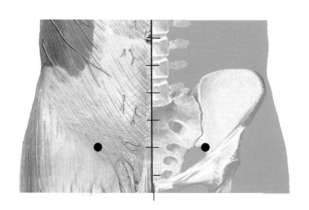

# ❑ 子宫 (Zǐgōng) EX–CA1

【标准定位】在下腹部，脐中下 4 寸，前正中线旁开 3 寸（图 3–1）。

【刺灸法】直刺 0.8～1.2 寸，局部酸胀，可向外生殖器扩散。

【主治】妇科系统疾病，如月经不调、痛经、子宫脱垂、功能性子宫出血、不孕症、子宫内膜炎、盆腔炎。

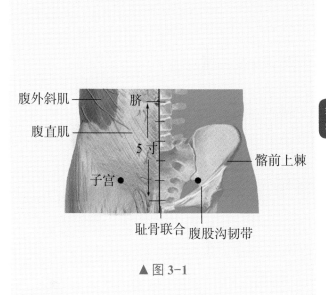

腹外斜肌

腹直肌

脐

5 寸

子宫

髂前上棘

耻骨联合　腹股沟韧带

▲ 图 3-1

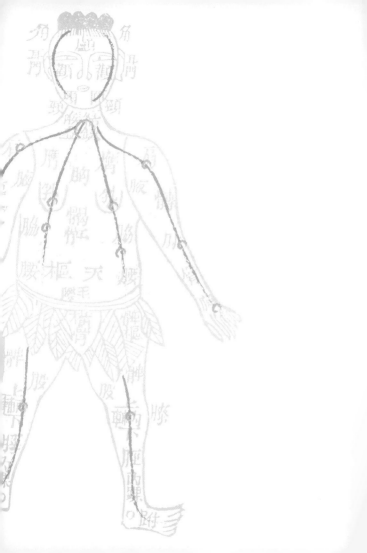

# 第 4 章 项背腰部奇穴

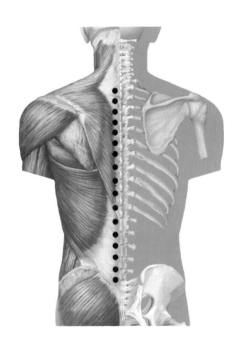

# ❑ 定喘 (Dìngchuǎn) EX-B1

【标准定位】在脊柱区，横平第 7 颈椎棘突下，后正中线旁开 0.5 寸（图 4-1）。

【刺灸法】直刺或针尖向内斜刺 0.5～1.0 寸，局部酸胀，有时可扩散至肩背部或胸部。

【主治】呼吸系统疾病，如支气管炎、支气管哮喘、百日咳；其他，如肩背软组织疾病、落枕、麻疹。

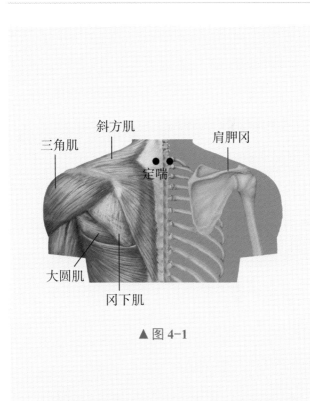

▲ 图 4-1

# ❑ 夹脊 (Jiājí) EX–B2

【标准定位】在脊柱区，第 1 胸椎至第 5 腰椎棘突下两侧，后正中线旁开 0.5 寸，一侧 17 穴（图 4-2）。

【刺灸法】①直刺 0.3～0.5 寸。②斜刺，针尖偏向脊柱，针刺 1.5～2.5 寸。

【主治】适应范围较大，其中上胸部的穴位治疗心、肺、上肢疾病；下胸部的穴位治疗胃肠疾病；腰部的穴位治疗腰、腹、下肢疾病。

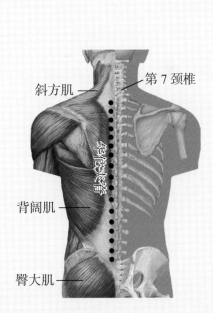

▲ 图 4-2

# □ 痞根 (Pǐgēn) EX-B4

【标准定位】在腰区，横平第 1 腰椎棘突下，后正中线旁开 3.5 寸（图 4-3）。

【刺灸法】直刺 0.5～1.0 寸，局部酸胀，可放射至腰部。

【主治】消化系统疾病，如胃痉挛、胃炎、胃扩张、肝炎、肝脾肿大；其他，如腰肌劳损。

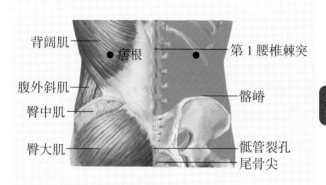

背阔肌

● 痞根

第 1 腰椎棘突

腹外斜肌

臀中肌

髂嵴

臀大肌

骶管裂孔

尾骨尖

▲ 图 4-3

# ■ 十七椎 (Shíqīzhuī) EX-B8

【标准定位】在腰区，当后正中线上，第5腰椎棘突下凹陷中（图4-4）。

【刺灸法】直刺0.5～1.0寸，局部酸胀，可向下肢放射。

【主治】妇科系统疾病，如月经不调、痛经、功能性子宫出血；其他，如痔疮、坐骨神经痛、小儿麻痹后遗症、腰骶部疼痛等。

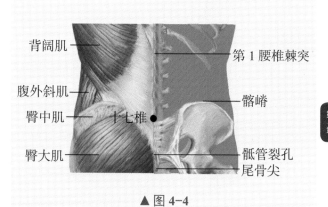

背阔肌

腹外斜肌

臀中肌 —— 十七椎 ●

臀大肌

第 1 腰椎棘突

髂嵴

骶管裂孔
尾骨尖

▲ 图 4-4

# ❑ 胃脘下俞 (Wèiwǎnxiàshū) EX-B3

【标准定位】在脊柱区，横平第 8 胸椎棘突下，后正中线旁开 1.5 寸（图 4-5）。

【刺灸法】针尖向脊柱方向斜刺 0.3～0.5 寸，局部酸胀，可放散至侧胸腹部。不可直刺过深，以防刺伤胸膜和肺脏。

【主治】消化系统疾病，如胃炎、胰腺炎；呼吸系统疾病，如支气管炎、肋间胸膜炎、肋间神经痛等。

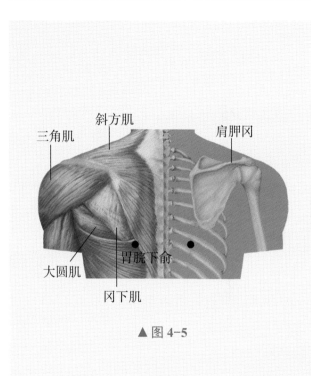

斜方肌

三角肌

肩胛冈

胃脘下俞

大圆肌

冈下肌

▲ 图 4-5

# □ 腰宜 (Yāoyí) EX-B6

【标准定位】在腰部，当第 4 腰椎棘突下，旁开 3 寸，俯卧取之；简便取法为大肠俞外 1.5 寸（图 4-6）。

【刺灸法】①直刺 1～1.2 寸，或向脊柱方向平刺 2.5～3 寸。②艾炷灸 5～10 壮，或艾条灸 15～20 分钟。

【主治】腰部软组织损伤、腰痛、脊柱肌痉挛、月经不调、崩漏。

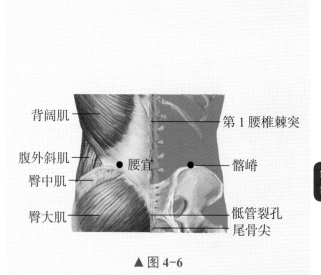

背阔肌

腹外斜肌

臀中肌

臀大肌

腰宜

第 1 腰椎棘突

髂嵴

骶管裂孔

尾骨尖

▲ 图 4-6

第 4 章

# □ 下极俞 (Xiàjíshū) EX–B14

【标准定位】在腰区，第3腰椎棘突下（图4-7）。

【刺灸法】直刺0.5～1.0寸，局部酸胀，可有麻电感向下肢发散。

【主治】泌尿生殖系统疾病，如肾炎、遗尿；其他，如肠炎、腰肌劳损。

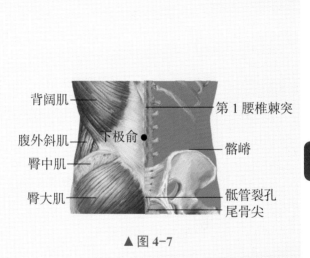

背阔肌 ——

腹外斜肌 ——

臀中肌 ——

臀大肌 ——

下极俞 ●

—— 第 1 腰椎棘突

—— 髂嵴

—— 骶管裂孔
—— 尾骨尖

▲ 图 4-7

第4章

# ❏ 腰奇 (Yāoqí) EX-B9

【标准定位】在骶区，尾骨端直上 2 寸，骶角之间凹陷中（图 4-8）。

【刺灸法】平刺，针尖向上，进针 1.0～2.0 寸，局部酸胀，针感可向上扩散至头部。

【主治】精神神经系统疾病，如癫痫、失眠、头痛；消化系统疾病，如便秘。

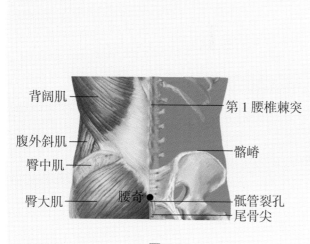

背阔肌

腹外斜肌

臀中肌

臀大肌　　　　腰奇●

第 1 腰椎棘突

髂嵴

骶管裂孔

尾骨尖

▲ 图 4-8

第4章

# □ 腰眼 (Yāoyǎn) EX–B7

【标准定位】在腰区，横平第 4 腰椎棘突下，后正中线旁开约 3.5 寸凹陷中（图 4–9）。

【刺灸法】直刺 0.5～1.0 寸，局部酸胀，有时可向臀部放射。

【主治】泌尿生殖系统疾病，如睾丸炎、遗尿、肾炎；其他，如腰肌劳损。

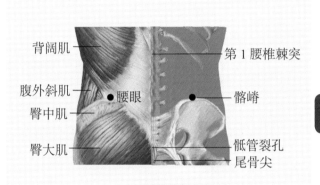

背阔肌

腹外斜肌

臀中肌

臀大肌

●腰眼

第 1 腰椎棘突

髂嵴

骶管裂孔

尾骨尖

▲ 图 4-9

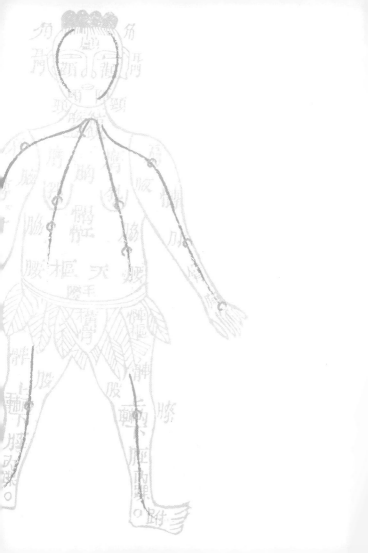

# 第5章　上肢部奇穴

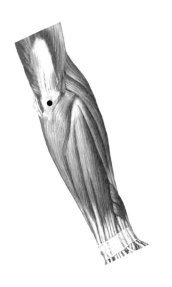

# □ 八邪 (Bāxié) EX-UE9

【标准定位】在手背，第1至第5指间。指蹼缘后方赤白肉际处，左右共8穴（图5-1）。

【刺灸法】①针尖向上斜刺0.5～0.8寸，局部胀痛，有时有麻感向指端扩散。②三棱针点刺出血。

【主治】运动系统疾病，如手指关节疾病、手指麻木；头面五官疾病，如头痛、咽痛。

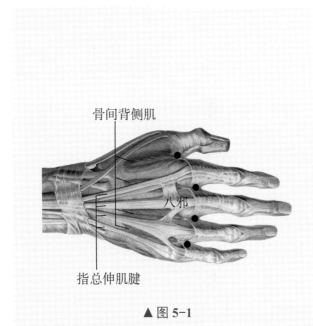

骨间背侧肌

八邪

指总伸肌腱

▲ 图 5-1

# ❑大骨空 (Dàgǔkōng) EX–UE5

【标准定位】在手指，拇指背面，指间关节的中点处（图5-2）。

【刺灸法】点刺。

【主治】五官科疾病，如结膜炎、角膜炎、白内障、鼻出血等；其他，如急性胃肠炎。

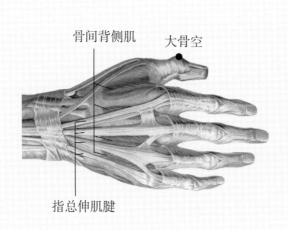

▲ 图 5-2

# ❑ 二白 (Èrbái) EX-UE2

【标准定位】在前臂前区，腕掌侧远端横纹上
4寸，桡侧腕屈肌腱的两侧，一肢2穴（图5-3）。

【刺灸法】直刺0.5～0.8寸，局部酸胀，可向
指端放射。

【主治】脱肛、痔疮。

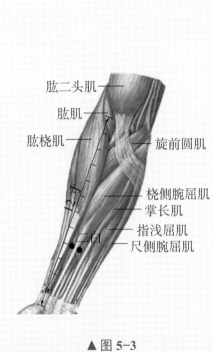

肱二头肌

肱肌

肱桡肌

旋前圆肌

桡侧腕屈肌

掌长肌

指浅屈肌

尺侧腕屈肌

二白

▲ 图 5-3

# ❑ 十宣 (Shíxuān) EX−UE11

【标准定位】在手指，十指尖端，距指甲游离缘 0.1 寸（指寸），左右共 10 穴（图 5-4）。

【刺灸法】①直刺 0.1～0.2 寸，局部胀痛。②三棱针点刺放血。

【主治】精神神经系统疾病，如昏迷、休克；其他，如急性咽喉炎、急性胃肠炎、扁桃体炎、高血压等。

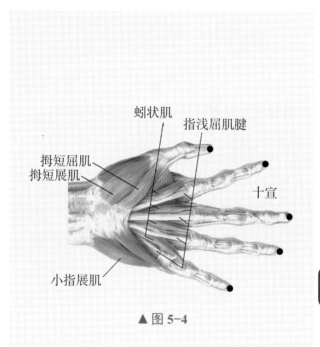

蚓状肌

指浅屈肌腱

拇短屈肌
拇短展肌

十宣

小指展肌

▲ 图 5-4

# ❑ 四缝 (Sìfèng) EX-UE10

【标准定位】在手指，第 2 至 5 指掌面的近侧指间关节横纹的中央，一手 4 穴（图 5-5）。

【刺灸法】点刺，挤出少量黄白色透明状黏液或出血，局部胀痛。

【主治】呼吸系统疾病，如百日咳、哮喘；消化系统疾病，如小儿消化不良、肠蛔虫病。

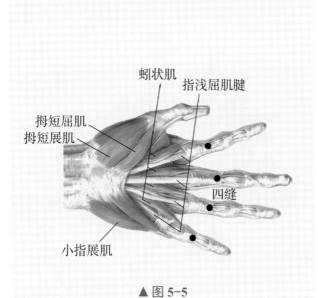

蚓状肌

指浅屈肌腱

拇短屈肌

拇短展肌

四缝

小指展肌

▲ 图 5-5

# □ 外劳宫 (Wàiláogōng) EX-UE8

【标准定位】在手背，第 2、3 掌骨间，掌指关节后 0.5 寸（指寸）凹陷中（图 5-6）。

【刺灸法】直刺 0.3～0.5 寸，局部酸胀，可有麻电感向指端放射。

【主治】运动系统疾病，如颈椎病、落枕。

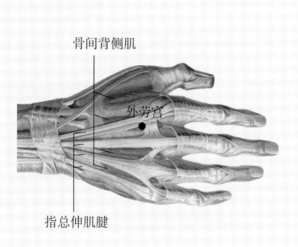

骨间背侧肌

外劳宫

指总伸肌腱

▲ 图 5-6

# ☐ 小骨空 (Xiǎogǔkōng) EX–UE6

【标准定位】在手指，小指背面，近侧指间关节的中点处（图 5–7）。

【刺灸法】点刺。

【主治】头面五官科疾病，如眼病、咽喉炎；运动系统疾病，如掌指关节痛等。

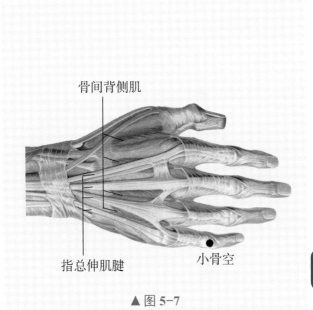

骨间背侧肌

指总伸肌腱

小骨空

▲ 图 5-7

# ❑ 腰痛点 (Yāotòngdiǎn) EX-UE7

【标准定位】在手背，当第 2、3 掌骨及第 4、5 掌骨间，腕背侧远端横纹与掌指关节中点处，一侧 2 穴（图 5-8）。

【刺灸法】直刺 0.3～0.5 寸，局部酸胀可放射至指尖。

【主治】运动系统疾病，如急性腰扭伤。

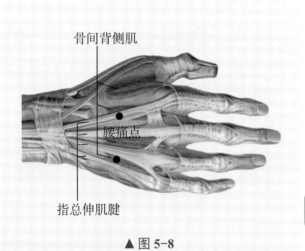

骨间背侧肌

腰痛点

指总伸肌腱

▲ 图 5-8

# ❑ 中魁 (Zhōngkuí) EX–UE4

【标准定位】在手指，中指背面，近侧指间关节的中点处（图5-9）。

【刺灸法】点刺。

【主治】消化系统疾病，如急性胃炎、贲门梗阻等。

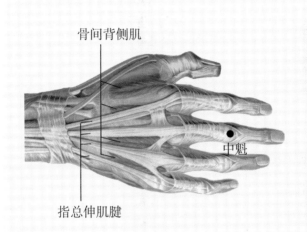

骨间背侧肌

中魁

指总伸肌腱

▲图 5-9

# ❑ 中泉 (Zhōngquán) EX–UE3

【标准定位】在前臂后区，腕背侧远端横纹上，指总伸肌腱桡侧的凹陷中（图 5–10）。

【刺灸法】直刺 0.3～0.5 寸，局部酸胀，可有麻电感向指端及肘部放散。

【主治】呼吸系统疾病，如支气管炎、支气管哮喘；消化系统疾病，如胃炎、肠炎等。

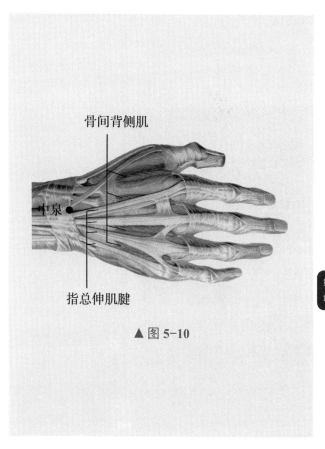

骨间背侧肌

中泉

指总伸肌腱

▲图 5-10

# □ 肘尖 (Zhǒujiān) EX–UE1

【标准定位】在肘后区，尺骨鹰嘴的尖端（图 5-11）。

【刺灸法】点刺。

【主治】颈淋巴结结核、痈疔疮疡。

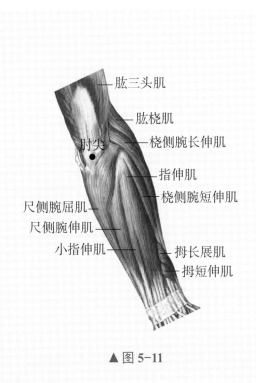

肱三头肌

肱桡肌

肘尖

桡侧腕长伸肌

指伸肌

桡侧腕短伸肌

尺侧腕屈肌

尺侧腕伸肌

小指伸肌

拇长展肌

拇短伸肌

▲ 图 5-11

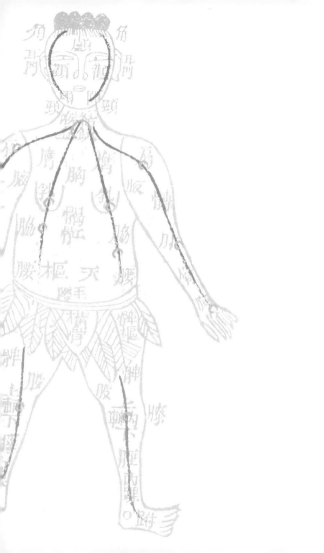

# 第 6 章　下肢部奇穴

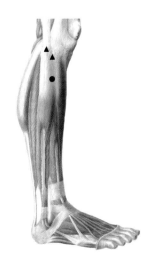

# 口八风 (Bāfēng) EX-LE10

【标准定位】在足背，第 1 至第 5 趾间，趾蹼缘后方赤白肉际处，左右共 8 穴（图 6-1）。

【刺灸法】①向上斜刺 0.5～0.8 寸，局部酸胀，可扩散至足背，或向趾端扩散。②三棱针点刺出血。

【主治】头痛、牙痛、胃痛、月经不调。

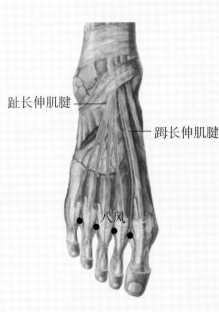

趾长伸肌腱

蹞长伸肌腱

八风

▲ 图 6-1

# □ 百虫窝 (Bǎichóngwō) EX-LE3

【标准定位】在股前区，髌底内侧端上 3 寸（图 6-2）。

【刺灸法】直刺 0.8～1.2 寸，局部酸胀，有时向髋部扩散。

【主治】皮肤疾病，如荨麻疹、风疹、皮肤瘙痒症、湿疹；其他，如蛔虫病等。

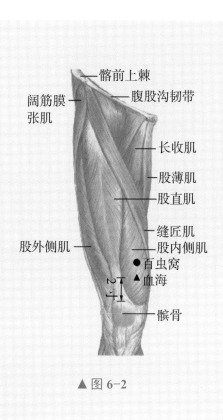

髂前上棘

阔筋膜
张肌

腹股沟韧带

长收肌

股薄肌

股直肌

缝匠肌

股外侧肌

股内侧肌

● 百虫窝

▲ 血海

2寸

髌骨

▲ 图 6-2

# □胆囊 (Dǎnnáng) EX-LE6

【标准定位】在小腿外侧，腓骨小头直下 2 寸（图 6-3）。

【刺灸法】直刺 1.0～1.5 寸，局部酸胀，可向下扩散。

【主治】消化系统疾病，如急慢性胆囊炎、胆石症、胆绞痛；其他，如下肢瘫痪。

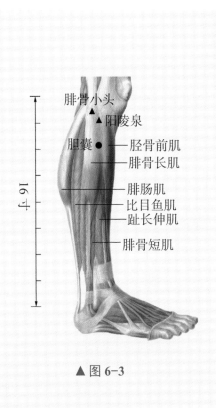

▲ 图 6-3

## ❑ 独阴 (Dúyīn) EX-LE11

【标准定位】在足底，第 2 趾的跖侧远端趾间关节的中点（图 6-4）。

【刺灸法】点刺。

【主治】神经系统疾病、运动系统疾病。

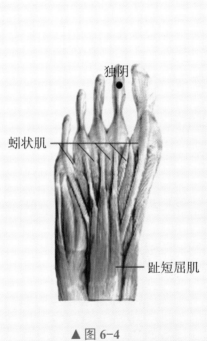

▲ 图 6-4

## □ 鹤顶 (Hèdǐng) EX-LE14

【标准定位】在膝前区，髌底中点的上方凹陷处（图6-5）。

【刺灸法】直刺0.5～0.8寸，局部酸胀。

【主治】运动系统疾病，如膝关节炎、脑卒中后遗症。

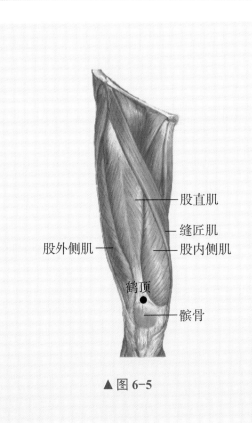

股直肌

缝匠肌

股外侧肌

股内侧肌

鹤顶

髌骨

▲图 6-5

## □ 髋骨 (Kuāngǔ) EX-LE1

【标准定位】在股前区，当梁丘（ST34）两旁各 1.5 寸，一侧 2 穴（图 6-6）。

【刺灸法】直刺 0.5～1.0 寸，局部酸胀，可向膝部扩散。

【主治】运动系统疾病，如膝关节炎、中风偏瘫、腿疼痛无力、膝部红肿。

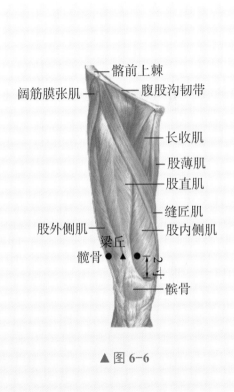

髂前上棘

阔筋膜张肌 —

腹股沟韧带

长收肌

股薄肌

股直肌

缝匠肌

股外侧肌 —

梁丘

股内侧肌

髋骨

髌骨

▲图 6-6

# □ 阑尾 (Lánwěi) EX-LE7

【标准定位】在小腿外侧,髌韧带外侧凹陷下5寸,胫骨前嵴外一横指(图6-7)。

【刺灸法】直刺0.5~1.0寸,局部酸麻重胀,可扩散至足背。

【主治】消化系统疾病,如急慢性阑尾炎、胃炎、消化不良;其他,如下肢瘫痪。

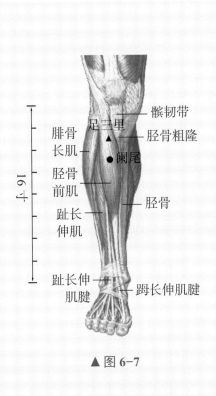

髌韧带

足三里

胫骨粗隆

腓骨
长肌

阑尾

胫骨
前肌

16 寸

胫骨

趾长
伸肌

趾长伸
肌腱

踇长伸肌腱

▲ 图 6-7

## ❑ 内踝尖 (Nèihuáijiān) EX–LE8

【标准定位】在踝区，内踝尖的最凸起处（图6-8）。

【刺灸法】三棱针点刺出血。

【主治】下牙痛、腓肠肌痉挛。

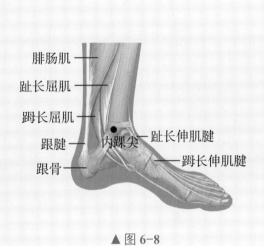

腓肠肌

趾长屈肌

踇长屈肌

跟腱

内踝尖

趾长伸肌腱

跟骨

踇长伸肌腱

▲图 6-8

## □ 气端 (Qìduān) EX-LE12

【标准定位】在足趾，十趾端的中央，距趾甲游离缘 0.1 寸（指寸），左右共 10 穴（图 6-9）。

【刺灸法】点刺出血。

【主治】脚气、足趾麻痹、足背红肿、脑卒中急救。

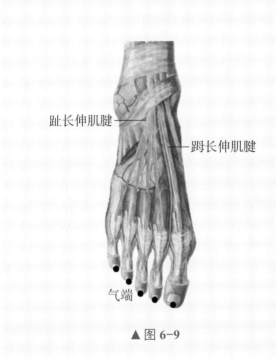

趾长伸肌腱

姆长伸肌腱

气端

▲ 图 6-9

第 6 章

# □ 外踝尖 (Wàihuáijiān) EX–LE9

【标准定位】在踝区，外踝的最凸起处（图 6–10）。

【刺灸法】三棱针点刺出血。

【主治】牙痛、腓肠肌痉挛。

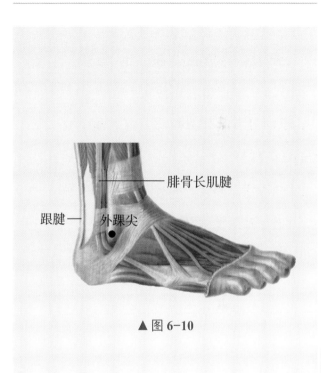

腓骨长肌腱

跟腱

外踝尖

▲ 图 6-10

# □ 内膝眼 (Nèixīyǎn) EX-LE4

【标准定位】在膝部，髌韧带内侧凹陷处的中央（图 6-11 ）。

【刺灸法】屈膝，从前内向后外斜刺 0.5～1.0 寸；向犊鼻透刺，局部酸胀，扩散至整个膝关节，有时向下扩散。

【主治】膝关节炎、髌骨软化症等。

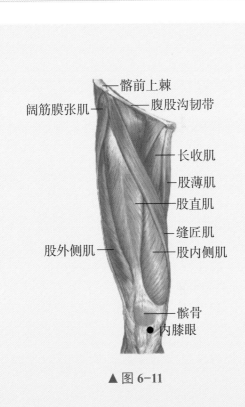

髂前上棘

阔筋膜张肌

腹股沟韧带

长收肌

股薄肌

股直肌

缝匠肌

股外侧肌

股内侧肌

髌骨

● 内膝眼

▲ 图 6-11

# 索 引